AF373735

MOYENS

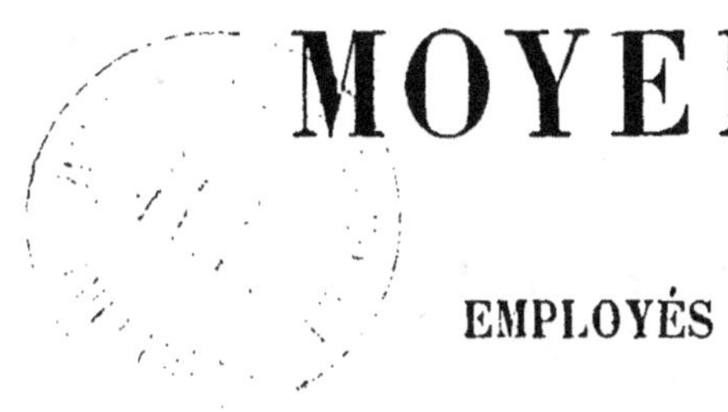

EMPLOYÉS

POUR GUÉRIR LA FIÈVRE TYPHOÏDE

Par CHABASSU

Docteur de la Faculté de Paris

Médecin Principal de la Marine, en retraite

etc., etc.

BREST

TYPOGRAPHIE ET LITHOGRAPHIE J.-P. GADREAU, RAMPE, 55.

1874

MOYENS

EMPLOYÉS

POUR GUÉRIR LA FIÈVRE TYPHOÏDE

———

La fièvre typhoïde est une des affections les plus communes de la pathologie navale. Cette pyrexie miasmatique trouve les conditions les plus favorables à son développement dans le jeune âge de la plupart de nos marins et de nos soldats de marine, et, notamment, dans leur vie en commun : soit dans les casernes, soit dans les navires de l'État, où ils sont toujours, à cause des nécessités de la profession, rassemblés en grand nombre. C'est pourquoi on la rencontre à peu près constamment dans nos hôpitaux maritimes, le plus souvent, il est vrai, sous forme sporadique, mais quelquefois aussi sous forme d'épidémie ; et dans l'une et l'autre de ses manifestations, elle revêt d'ordinaire un caractère de gravité remarquable. En effet, l'injection des conjonctives, la stupeur bien accusée de la face, la fuliginosité des gencives et de la langue, le météorisme considérable du ventre, l'extrême fréquence du pouls, les pétéchies elles-mêmes, quoique bien plus rares, etc., etc , sont, dans nos ports de guerre, des symptômes assez ordinaires à la fièvre typhoïde même sporadique et certainement plus fréquents que nous n'avons eu occasion de les rencontrer dans les hôpitaux de Paris, nonobstant le règne épidémique de cette affection.

Les moyens ne nous ont donc pas manqué de l'observer avec fruit et d'apprendre à la combattre d'une manière efficace. Laissant aujourd'hui de côté son étiologie, ses symptômes, sa marche, son mode de transmission, etc., points importants de son histoire, sur lesquels je me promets de revenir plus tard, je me bornerai, cette fois, à faire connaître la méthode de traitement qui m'a le mieux réussi, et à laquelle je me suis définitivement arrêté, parce que je la crois éminemment propre à diminuer le nombre des victimes de cette pyrexie meurtrière.

Je ne me dissimule pas que la fièvre typhoïde, quand elle est légère, et même quand elle est médiocrement grave, sous la dénomination de fièvre muqueuse, qu'elle emprunte alors au langage vulgaire, guérit le plus souvent par les seuls efforts de l'organisme livré à ses propres ressources, guérit par conséquent avec toutes les médications, qui viennent plus ou moins en aide à ce dernier ; ma méthode ne viendrait donc pas grossir la liste déjà fort grosse des traitements préconisés, si elle ne s'appuyait que sur des cas morbides qui, par leur peu d'intensité, ne suffiraient pas à en faire ressortir la valeur, et je me dispenserais, en pareil cas, de la livrer à la publicité.

Si j'entreprends au contraire sa publication, c'est que je suis intimement convaincu de sa bonté, même à l'égard des fièvres typhoïdes graves. Je suis cependant bien loin de croire à son infaillibilité, et reconnais, tout le premier, son impuissance en face de ces empoisonnements typhiques devant lesquels la médecine reste désarmée. Mais ces cas désespérés sont heureusement rares, et immédiatement au-dessous d'eux, en gravité, se placent d'autres cas contre lesquels ma médication peut lutter avec avantage, et dont elle a le plus ordinairement triomphé jusqu'à ce jour. Je ne suis pas parvenu d'emblée à instituer mon traitement, mais seulement à la suite de modifications successives dont l'observation clinique et le raisonnement m'avaient démontré l'utilité. C'est dire, par là, que ma médication n'a rien demandé à l'empirisme, qu'elle repose au contraire sur l'appréciation des faits pathologiques observés, des effets thérapeutiques produits.

Cette étude commencée à bord du vaisseau-hôpital le *Duperré*, en 1860, pendant l'expédition de Chine, continuée dans les hôpitaux de Brest et de Cherbourg, en 1861 et les trois années suivantes, y a reçu son complément nécessaire. Si bien qu'à partir de cette époque je me suis trouvé en possession d'une méthode de traitement dont j'ai su tirer, depuis, parti dans ma pratique civile.

Ma médication a donc subi les épreuves du temps et de la diversité des climats, des idiosyncrasies, etc.

Sa vertu curative se dégage par conséquent de toute influence de constitution médicale, régionnaire ou autre, à laquelle on aurait pu la subordonner, et s'affirme par elle-même. Elle guérit, voilà le fait ; nous pourrions donc, à la rigueur, nous abstenir de rechercher comment elle guérit. Car ce qu'on exige, après tout, d'une médication, c'est de guérir. Néanmoins, il m'a toujours paru qu'on arrivait plus sûrement à ce but par l'emploi raisonné d'une méthode curative que par la mise en œuvre de moyens dont on ne pouvait pas se rendre compte. Aussi, pour bien faire comprendre ma manière de traiter la fièvre typhoïde, est-il bon de rappeler, en peu de mots, que cette pyrexie est produite par une infection miasmatique spéciale.

Ce miasme imprègne le sang, vicie la nutrition et l'hématose, affaiblit et bouleverse l'innervation rachidienne et viscérale (*sanguis moderator nervorum*), trouble ainsi les fonctions, localise plus particulièrement ses effets sur la muqueuse intestinale, enfin doit être éliminé.

Il faut donc remédier à tous ces désordres, les prévenir même jusqu'à un certain point, faciliter la coction de ce principe venu du dehors, pousser à son élimination. Venir conséquemment en aide aux forces réactionnaires et éliminatrices de l'organisme notablement appauvries par une digestion morbide d'aussi longue durée, et dont l'évolution doit inévitablement s'accomplir.

D'après cela, nous n'avons jamais compris que la fièvre typhoïde ait pu être jugulée par des saignées, coup sur coup, comme on jugule une pneumonie par exemple. C'est dire explicitement que notre manière de traiter cette pyrexie est toute différente, n'a pas la prétention, en un mot, de se substituer à la force médicatrice de la nature.

Elle a un rôle plus modeste à remplir. Elle se contente de soutenir cette dernière, de la fortifier, de la diriger, d'écarter les entraves qui pourraient l'embarrasser et paralyser ses efforts, etc.

Pour satisfaire à ces diverses indications, nous administrons, dès le jour de l'entrée en traitement, un purgatif salin : sulfate de soude ou sulfate de magnésie. Le plus communément nous prescrivons une bouteille d'eau de Sedlitz, comme étant le minoratif le moins désagréable au goût, à cause de son association avec l'acide carbonique. Nous donnons ce sel à la dose de trente ou de quarante-cinq grammes, suivant les conditions de vigueur idiosyncrasique, mais, surtout, selon le degré de saburres intestinales, reflété par l'état de la langue.

Nous nous proposons, en agissant ainsi, de débarrasser le tube digestif des produits de sécrétion muqueuse, biliaire, pancréatique, en même temps que des matières fécales accumulées, dans les cas beaucoup plus rares de constipation initiale. Mais l'emploi du purgatif a pour principal avantage d'agir substitutivement sur la muqueuse de l'intestin phlegmasié, d'y provoquer un double courant endosmo-exosmotique, dont l'effet direct est d'augmenter d'abord, de tarir ensuite peu à peu l'exhalation muqueuse et de dégorger les capillaires sanguins hypérémiés, en fluidifiant leur contenu et en activant leurs mouvements contractiles ; c'est aussi de rendre la circulation intestinale libre et facile.

Cette influence bienfaisante sur la circulation du système de la veine-porte réagit naturellement sur celle des veines-caves, et en particulier sur celle des centres nerveux encéphaliques, avec d'autant plus de raison que ces centres sont, par ailleurs, le principal aboutissant des efforts réactionnaires démesurés et congestifs de l'économie. Et voilà pourquoi l'hypérémie encéphalique accompagne si souvent le commencement de la fièvre typhoïde où la réaction est presque toujours violente.

Ce qui me semble être plus positif encore et résulte de ma longue pratique dans les pays chauds, c'est que toutes les fois que l'abdomen est vivement phlogosé, la tête s'embarrasse, se congestionne. J'ai toujours vu ce double effet se produire dans n'importe quelle pyrexie, parmi toutes celles que j'ai eu l'occasion de traiter. J'ai consigné cette remarque dans le journal l'*Union médicale* : article FIÈVRE JAUNE, 19 février 1863. J'ajouterai qu'en pareil cas la peau du ventre, indépendamment de sa sécheresse, présente une chaleur âcre, mordicante, qui semble partir des profondeurs de cette région, se lie à la chaleur morbide générale. Mais elle a toujours son summum d'intensité dans la région du ventre, qui en est pour ainsi dire le foyer. Aucune évaporation ne se fait à sa surface, de sorte que le calorique ne pouvant s'épandre au dehors, s'accumule dans les vaisseaux, ajoute ainsi à la fièvre, à l'accélération du cours du sang, à l'hypérémie capillaire préexistante des intestins, ainsi qu'à l'engorgement vasculaire de l'encéphale, et cela de deux manières : par afflux sanguin artériel et direct, par reflux sanguin veineux et indirect.

Quelle que soit du reste l'interprétation du fait observé, le fait existe, à savoir : qu'avec une vive phlogose abdominale il y a sécheresse de la peau, hypérémie encéphalique et fièvre. De ce fait ressort pleinement l'utilité du purgatif salin.

Cet agent thérapeutique a aussi pour résultat immédiat d'appeler vers le tube digestif et ses annexes une fluxion dérivative de celle de l'encéphale. Or, on le sait, et je viens de l'expliquer, il y a dans la fièvre typhoïde une forte congestion encéphalique au début, attestée déjà par les épistaxis.

Nous faisons prendre l'eau de Sedlitz par verres, à distance l'un de l'autre, pour ne pas surcharger l'estomac (dont la tolérance est amoindrie) et susciter des vomissements inutiles, mais à distances rapprochées, afin d'assurer l'action purgative.

Le lendemain, nous administrons du sulfate de soude en potions : l'une le matin, l'autre le soir, et par cuillerées à bouche, d'heure en heure ; nous continuons de la sorte les jours suivants et pendant toute la durée du premier septénaire, mais en employant une dose de sulfate de soude qui va, pour chaque potion, chaque jour en diminuant. En effet : de 15 grammes, matin et soir, au deuxième jour de traitement, la dose descend ; au troisième jour, à douze grammes ; au quatrième, à dix grammes ; au cinquième, à huit ; au sixième, à six ; enfin, au septième. à quatre. Ces doses sont les plus élevées que nous prescrivions. Elles devraient être atténuées, suivant les conditions d'âge, de sexe, de tempérament et autres dont le médecin est l'arbitre. A propos de l'âge, consignons cette remarque, faite avant nous, que la fièvre typhoïde ne frappe pour ainsi dire jamais les enfants au-dessous de l'âge de sept ans. Remarquons, en outre, que si le malade entrait en traitement un ou plusieurs jours après l'invasion de la maladie, alors qu'elle serait déjà parvenue au quart, au tiers ou à la moitié de son premier septenaire, notre médication en serait forcément modifiée, et nous n'aurions plus à insister autant de jours sur l'emploi du sulfate de soude, qui, devenu bientôt inopportun, devrait faire alors place plus tôt à la médication tonique qu'exige impérieusement la fièvre typhoïde à sa deuxième période, et dont nous parlerons plus loin.

En nous adressant au sulfate de soude donné à doses réfractées, dès le second jour du traitement, nous mettons en jeu, non plus son action purgative, mais bien celle qui résulte de son absorption. Nous avons ainsi en vue de restituer au sang les éléments salins que les surexhalations intestinales lui ont fait perdre, et comme le sulfate de soude est le principal sel du sang, on comprend pourquoi nous y avons préférablement recours.

A défaut de cette raison théorique, nous pourrions en invoquer d'autres : telles que, par exemple, d'être mieux et plus longtemps supporté par l'estomac, d'être facilement soluble, de ne pas avoir d'action topique sensiblement irritante pour l'intestin, en un mot, d'être absorbé entièrement, sans qu'il donne lieu, dans le mouvement d'endosmose et d'exosmose, à des phénomènes d'irritation locale manifeste.

Il est à remarquer que si le sulfate de soude absorbé dans les voies intestinales y provoque d'abord un surcroît d'exhalation, un courant prédominant d'exosmose, ce mouvement ne tarde pas à se ralentir, et nonobstant l'administration ultérieure du sulfate sodique, s'arrête et tarit les exhalations morbides de l'intestin. Cette remarque est **de Trousseau. Elle est fondée.**

Serait-ce parce que le sang est, disent les iatrochimistes, devenu plus dense, ou que l'économie a atteint les limites de sa capacité de saturation ? Il n'importe, l'effet thérapeutique est obtenu, les selles diarrhéiques de la fièvre typhoïde sont, grâce à ce moyen, modifiées et restreintes, tout aussi heureusement que j'ai pu, avec ce même moyen, modifier et restreindre les selles de la dysenterie affectant la forme muqueuse.

Pendant toute la durée de la pyrexie, nous donnons pour boisson de la limonade au citron ou, à défaut, de l'eau fraîche sucrée acidulée avec l'acide citrique ou l'acide tartrique, deux grammes d'acide par pinte, et deux fois par jour, au besoin même trois fois, quand la soif est très-vive.

Dans les premiers temps de notre médication, nous faisions prendre à nos malades de l'eau de Seltz en guise de tisane, mais nous n'en obtenions pas les résultats voulus. Nous y substituâmes plus tard les acides citrique ou tartrique quand nous n'avions pas à notre usage des citrons, et nous n'avons eu depuis qu'à nous en applaudir. Nous avons pu, de la sorte, nous opposer à la tendance marquée du sang vers la dissolution. Ces boissons acides, outre qu'elles exercent une action astrictive sur la muqueuse digestive et sur le sang, tempèrent la chaleur, calment la soif, sont antiphlogistiques, et, de plus, augmentent la diurèse, coopèrent par conséquent à l'élimination miasmatique par la voie rénale et revendiquent une large part dans l'efficacité du traitement, surtout pendant la période adynamique, où elles relèvent les forces digestives déprimées, donnent du ton à l'estomac par leur action tonique qui succède à leur astriction fibrillaire et topique.

Les quarts de lavements émollients donnés, de six en six heures, dans les premiers jours; de huit en huit heures dans la deuxième moitié du premier septénaire, m'ont été d'un précieux secours contre la phlogose entérique qui est un des éléments fondamentaux de la fièvre typhoïde.

C'est dans la même intention que je fais appliquer des fomentations émollientes sur le ventre au moyen de grandes pièces de flanelle pliées en double, trempées dans de l'eau attiédie de mauve ou de graine de lin, et recouvrant tout l'abdomen. Dès que la sudation apparaît sous cette influence thérapeutique, la chaleur fébrile tombe, l'encéphale se dégage, la stupeur se dissipe, et un mieux sensible s'établit.

J'ai déjà signalé cette importance physio-thérapeutique de la peau dans l'*Union médicale*, aux articles : Fièvre jaune et Choléra asiatique (février et août 1863.) Ces compresses de flanelle, dont l'imbibition doit être modérée, seront renouvelées de trois en trois heures et maintenues en place tout le temps que la peau du ventre donnera, au toucher, la sensation de chaleur vive, lors même que la sécheresse de l'enveloppe cutanée aurait déjà cédé, en cet endroit, à l'emploi de ce puissant moyen.

Dans bien des cas, cependant, ces divers agents curatifs ne parviendraient pas à dissiper entièrement l'hypérémie encéphalique, alors surtout que les épistaxis manquent tout à fait. Pour aider ou pour suppléer à cette déplétion vasculaire des organes cérébraux, déplétion dont la nature nous montre ainsi la nécessité, je fais appliquer aux mastoïdes de 16 à 28 sangsues, quatre par quatre (deux de chaque côté), de façon à obtenir un écoulement sanguin continu pendant la première journée du traitement.

L'application totale des sangsues en une seule fois ne produirait pas le même effet ; la déplétion sanguine serait momentanément plus forte, il est vrai, mais éphémère ; le sang se reporterait bien vite avec violence vers les organes cérébraux, et le but thérapeutique ne serait pas atteint. On n'aurait fait, en définitive. que diminuer quelque peu la masse totale du sang, sans aucun profit pour le cerveau, dont la stupeur aurait persisté, et pas davantage pour le reste de l'économie, qui n'a nul besoin pressant d'émissions sanguines.

Si l'hypérémie cérébrale résistait à ces moyens, il serait plus avantageux de recourir, comme je l'ai fait dans quelques circonstances, à la dérivation cutanée qu'on demanderait aux rubéfiants ou aux vésicants, apposés aux extrémités inférieures, afin de ménager le sang du malade et ses forces.

On obtiendrait une dérivation encore plus énergique en appliquant un vésicatoire à la nuque.

Par la même occasion, il serait bon de lotionner souvent, avec une éponge imbibée d'eau tiède, le front et les tempes, afin de les soumettre à une évaporation continue, et par suite d'en soustraire le calorique en excès ; les dérivatifs cutanés agissent d'autant mieux qu'on les rapproche davantage du siége de la congestion sanguine. Voilà pourquoi la nuque doit être préférée aux mollets.

On sait aussi que si les sangsues posées aux mastoïdes désemplissent, de proche en proche, les vaisseaux congestionnés de l'encéphale, le mouvement congestif de la réaction fébrile tend sans cesse, de son côté, à les remplir. A cet afflux incessant il faut donc opposer un écoulement sanguin continu, c'est-à-dire un écoulement qui ne se borne pas à succéder à une seule application de sangsues, mais qui résulte au contraire de plusieurs applications successives, et assure la déplétion vasculaire, sans entraîner une trop forte déperdition de sang , tel est l'avantage de notre procédé.

Nous placerons ici une remarque qui a son importance : c'est que, pour peu que la femme soit aux approches de ses règles, la médication des premiers jours hâte presque toujours le retour des menstrues ; le flux mensuel revenant ainsi avant l'époque habituelle, constitue une véritable saignée dérivative dont la prévision commande une grande réserve dans l'application des sangsues aux mastoïdes.

Lors des premiers essais de ma médication, prenant l'état fébrile en trop grande considération, je n'alimentais pas d'assez bonne heure mes malades, je ne faisais en cela que me conformer aux idées reçues. Pourtant quelques praticiens célèbres des hôpitaux de Paris s'étant bien trouvés d'un régime diététique moins sévère, je suivis leur exemple, je m'enhardis, comme eux, à substanter plus tôt, et davantage, mes malades, et avec le plus grand succès. Je prescris en conséquence du bouillon de viande dégraissé et tiède , dès le deuxième jour de traitement ; j'en augmente progressivement la quantité les jours suivants, et jusqu'à la fin du premier septenaire. Je ne m'en tiens pas là. Dès le quatrième jour, je donne, concurremment au bouillon, du potage léger, une fois le matin, une seconde fois le soir, pendant toute la durée de la première période dite inflammatoire.

Tel est l'ensemble du traitement que j'emploie contre la fièvre typhoïde, durant sa première phase, qui est de sept à huit jours environ.

Si on l'applique méthodiquement comme je viens de le décrire, il arrivera fort rarement que des complications ataxiques surviendront. Si ce fait se présentait, il y aurait lieu de s'adresser aux excitants antispasmodiques, au musc par exemple, ce que j'ai été forcé de faire quelquefois, avec plus ou moins de succès. — De même, il faudrait s'attacher à combattre, par les antiphlogistiques locaux, et, au besoin, généraux, les complications phlegmasiques de la poitrine : pneumonie, pleurésie, bronchite, ou du ventre : péritonite, suivant leur prépondérance morbide passagère, par rapport à l'affection principale qui ne doit jamais être perdue de vue, même dans ces cas.

Aussitôt que la deuxième période, dite adynamique, commence, nous faisons appel aux toniques. Nous donnons du café noir au jus de citron tous les matins, et nous en continuons l'usage jusqu'à l'époque où la convalescence est bien avancée. La dose quotidienne de l'infuso-décoctum de café est d'une tasse prise froide et sans sucre ; celle du jus de citron qui l'acidule est d'une dizaine de gouttes.

Veut-on savoir pourquoi nous associons le citron au café qui est à la fois alibile et tonique stomachique, en même temps que névrosthénique et diurétique ? C'est que dans l'état de maladie l'acide du suc sécrété par l'estomac, pour la digestion, diminue, et qu'il faut le lui rendre, dans les proportions voulues, en le prenant au règne minéral ou au règne végétal, ce que je préfère, pour des raisons qu'il serait hors de propos de consigner ici. Mais un remède autrement puissant que le café noir citré, est la quinine et le quinquina. Nous les prescrivons conjointement en potion : l'une le matin, l'autre le soir, pendant toute la durée de la seconde période de la maladie, qui du huitième jour s'étend au seizième en général. La dose de l'extrait de quinquina est de quatre grammes par potion, autrement dit de huit grammes par jour. Celle du sulfate de quinine est de trente centigrammes par potion, de soixante centigrammes par jour, et jamais au-delà, maintes fois en deçà, selon les circonstances qui motivent ces atténuations et que nous avons déjà esquissées. Bien plus, lors même que nous avons porté la dose du premier jour à soixante centigrammes, nous avons soin de l'abaisser le lendemain à cinquante centigrammes, et de l'y maintenir les jours suivants. de façon que la dose fixée dès le second jour (qui est le neuvième de la maladie) aux limites de trente à cinquante centigrammes par jour, selon le cas, ne varie plus désormais dans nos prescriptions quotidiennes.

Au dix-septième jour, le sulfate de quinine est supprimé, et l'extrait de quinquina continué, tout seul, jusqu'au vingt-quatrième jour. Enfin, à cette date, et jusqu'à la fin de la convalescence, l'extrait fait place au vin de quinquina. Ce dernier est donné à la dose journalière de cent grammes, qu'on administre en deux fois, une heure avant chaque repas.

En faisant bouillir trois ou quatre grammes d'écorce concassée de quinquina gris dans 500 grammes d'eau, pendant une heure, nous obtenons 250 grammes de décoction de quinquina avec laquelle nous composons un quart de lavement. Ces lavements ainsi composés sont substitués au quart de lavement émollient, aussitôt que la période adynamique apparaît, et sont pris, pendant huit jours de suite, au nombre de deux, chaque jour, l'un le matin, l'autre le soir. Ils sont réduits à un seul par jour, pendant le troisième septenaire, et sont ensuite supprimés.

En employant la décoction tiède de quinquina en lavement, nous nous proposons d'utiliser ses propriétés toniques, astringentes, et désinfectantes, pour la muqueuse de l'intestin, indépendamment de sa vertu dynamique qui dérive de son absorption. Pour mieux faire garder le liquide, nous délayons au besoin un peu d'amidon dans la décoction de quinquina au moment de s'en servir.

Dans quelques cas d'adynamie grave, avec fétidité excessive des selles, et météorisme exagéré du ventre, j'ajoute à la décoction de quinquina, pour lavement, de l'hypochlorite de soude, à la dose de dix à vingt centigrammes pour chaque. Quand j'ai, au contraire, à arrêter des hémorrhagies diapédésiques de l'intestin, je fortifie l'astringence des lavements, par l'addition d'un ou de deux grammes de tannin à la décoction de quinquina, mais, je le répète, ces accidents sont peu à redouter, en général, lorsqu'on a suivi ponctuellement ma méthode curative.

Enfin le régime alimentaire est rendu de plus en plus réparateur, mais, graduellement, et en agissant avec beaucoup de prudence, le vin vieux de Bordeaux est donné dans les repas, dès que commence la période d'adynamie, et j'en élève successivement la quantité jusqu'à cinquante centilitres par jour ; elle suffit largement aux besoins de mes malades, si, surtout, nous faisons entrer en ligne de compte le vin des boissons vineuses et celui de quinquina. Toutefois les boissons vineuses, prises en dehors de l'alimentation, ne remplacent les limonades citrique ou tartrique que vers le vingtième jour de la maladie.

Après avoir présenté, aussi complètement que possible, un exposé détaillé de ma méthode, il me reste à déduire les raisons qui me l'ont fait adopter, j'allais dire : créer.

Ces raisons sont de deux ordres : 1° les unes, théoriques, se basent sur l'appréciation de la nature de la fièvre typhoïde et sur la manière d'interpréter l'action des moyens curatifs appropriés. Ces deux considérations sont connexes, indissolublement liées l'une à l'autre : nous sommes entré dans quelques développements à leur sujet ; 2° les raisons qu'il nous faut maintenant retracer se déduisent de la comparaison de notre pratique d'avec toutes les autres, ayant trait à la dothiénentérie ; elles découlent des relevés statistiques et de la puissance des nombres.

On peut les résumer en ceci :

En premier lieu, pendant l'expédition de Chine sur mon vaisseau-hôpital, j'ai eu cinq cas de fièvre typhoïde à traiter. J'ai perdu un seul homme.

En second lieu, à l'hôpital de Brest. en novembre 1861, j'ai traité six cas de fièvre typhoïde, et n'ai eu aucun décès.

L'année suivante, à l'hôpital de Cherbourg, dans l'espace de neuf mois, j'ai traité vingt-sept cas de fièvre typhoïde, sur lesquels j'ai compté cinq décès et vingt-deux guérisons.

En 1863 et 1864, j'ai eu à l'hôpital de Brest, à combattre vingt-et-un cas de dothiénenterie, dont trois morts et dix-huit guérisons.

Enfin, depuis 1865 jusqu'à ce jour, l'exercice de la médecine civile m'a permis d'ajouter à l'effectif précédent seize nouveaux cas, dont la terminaison a été heureuse pour quatorze, et funeste pour deux.

Si maintenant nous réunissons ces groupes partiels, nous arrivons à une somme totale de soixante-quinze cas, dont onze se sont terminés par la mort et soixante-quatre par le retour à la santé, ce qui donne pour mortalité à peu près le septième.

Or, sait-on quel est le contingent nécrologique de la fièvre typhoïde traitée par l'une ou l'autre des diverses médications usitées, et toutes, plus ou moins, différentes de la mienne ? Il varie du quart au cinquième des malades.

Ma méthode procure un autre avantage qui n'est pas à dédaigner. C'est de hâter la marche de la pyrexie, d'abréger sa durée, et surtout de transformer presque toujours une maladie qui débute gravement en une affection relativement bénigne. Cette conversion a d'autant plus de chances de se faire que le traitement est commencé à une époque plus rapprochée du début et poursuivi avec exactitude, d'où il suit que c'est, en grande partie, à des c mplications intercurrentes qu'il faut rapporter la plus grande intensité et la plus longue durée qu'a offertes la pyrexie, chez un certain nombre de mes malades, et dont j'ai recueilli l'observation clinique.

En résumé, ma médication, je le répète en terminant, ne consiste pas dans l'emploi routinier d'une recette banale, appliquée aveuglement à tous les cas, elle est au contraire subordonnée dans ses applications à la connaissance exacte des différents cas morbides qui la réclament, elle est, conséquemment, susceptible de modifications, qui sans en altérer la nature ou le fond, se prêtent aux circonstances particulières ou individuelles de chaque cas morbifique, indépendamment de ce qui concerne la durée et le plus ou moins d'élévation des doses médicamenteuses. C'est ainsi, par exemple, que chez cinq de mes malades, en présence des complications pleuro-pneumoniques, il m'a fallu prescrire, pendant quelque temps, les limonades au citron chaudes, les suspendre même et y substituer des boissons gommeuses adoucissantes, diaphorétiques et non acides, recourir, en outre, aux exutoires dérivatifs, diminuer l'alimentation, etc., etc. C'est encore ainsi que, chez un autre, j'ai dû déférer à l'indication thérapeutique exigée par l'état bilieux intercurrent, survenu à la fin de l'évolution de la pyrexie, et ainsi de suite. C'est, d'ailleurs, ce que j'avais eu l'attention de mentionner dans mon mémoire adressé, en 1864, à l'académie de médecine, et traitant du même sujet.

Brest. — Typ.-Lith. J.-P. Gadreau, rue de la Rampe, 55.